AF377326

REMARQUES

Sur un fait D'Insensibilité, qui quelquefois doit avoir lieu dans les Amputations des grandes extrémités.

Par J. Ch. Fél. Caron, membre du Collége de la ci-devant Académie de Chirurgie, de l'Athénée des Arts, et Chirurgien en chef de l'hôpital Cochin.

A PARIS,

Chez

CROULLEBOIS, Libraire, rue des Mathurins, no. 398;

MERLIN, Libraire, rue du Hurepoix, no. 13.

XII. — (1803).

REMARQUES

Sur un fait d'Insensibilité, qui quelquefois doit avoir lieu dans les Amputations des grandes extrémités.

PARMI les ouvrages lus à la séance publique de l'Athénée du département du Gers, le premier messidor an II, le procès-verbal qui en fut dressé fait mention d'un mémoire sur l'amputation de la jambe, dont on ne trouve qu'un précis très-succinct. Il fait croire que l'auteur, en publiant ce mémoire, n'a eu d'autre but que de faire connaître un genre d'insensibilité qu'il regarde comme un phénomène extraordinaire, tenant du prodige et du merveilleux.

En voici le récit :

« Le Citoyen *Pardiac*, ex-lieutenant du premier chirurgien et membre de l'Athénée, a coupé la jambe à un charpentier qui, deux mois après avoir eu les deux os de cette jambe fracassés, avec des éclats dans presque toute leur longueur, et une grande plaie qui laissait une partie de ces os à découvert, entra à l'hôpital d'*Auch*, ayant cette jambe dans un si grand désordre, que les pièces osseuses nageaient dans le pus, ruisselant de mille points fistuleux, avec une fièvre lente, accidens qui faisaient tellement craindre pour les suites de cette opération, qu'il a fallu pour la faire, que le citoyen *Pardiac* s'étayât de ce passage de *Galien* : *Melius est ægros juvare cum periculo, quam nullo prorsus remedio sinere mori*; et il dit : « je travaillais à la ligature des artères, lorsque se redressant un peu sur le lit, le patient me pressa avec instance de commencer l'opération : (cette demande en pareil cas était neuve pour moi). Voyant qu'il réitérait ses instances, malgré ce que je pouvais lui dire, un de mes élèves ramassa la jambe et la lui montra. Comment avez-vous pu faire, s'écria-t-il d'un air de surprise mêlé de joie, que je n'aie ressenti aucune douleur !... Cela paraît en effet surprenant (dit l'auteur) et de quelque manière que l'on explique ce phénomène, il n'est pas moins vrai de dire qu'il tient du prodige, du merveilleux ».

Depuis que la lune s'est avisée de jetter des pierres dans nos jardins ; depuis l'histoire de l'*Espagnol* qui est resté dix à douze minutes dans un four échauffé à

70 degrés, qui promenait ses pieds sur des fers rouges et les léchait avec sa langue ; les journaux ne parlent plus que de prodiges ; chaque jour en voit éclore de nouveaux qui deviennent de plus en plus incroyables : il semble même que l'on prenne à tâche d'en forger exprès, sans doute pour avoir le plaisir de semer le ridicule sur tous. Maintenant ce badinage va si loin, que les plus belles découvertes, en astronomie, en chimie, ainsi que les effets de la Vaccine, du Galvanisme ne sont point épargnés : on ridiculise aujourd'hui jusqu'à celui qui ose publier des faits extraordinaires, s'il n'en donne pas de suite une explication satisfaisante.

Dans la circonstance présente, ne serait-il pas à craindre qu'on attaquât le mémoire du citoyen *Pardiac* à cause du *phénomène surprenant*, du *prodige*, du *merveilleux* qu'il attache à l'insensibilité dont il fait mention, et qu'on poussât la hardiesse jusqu'à plaisanter sinon l'Athénée du Gers, du moins la chirurgie, pour avoir laissé croire par son silence, qu'elle consentait qu'il y ait du merveilleux, du prodige dans ce fait ?

Cette insensibilité cependant n'a rien qui doive étonner ; sa cause est toute naturelle, on la trouve dans le marasme et l'épuisement du malade du citoyen *Pardiac*, au moment de l'opération.

J'ai remarqué que dans cet état pathologique, la sensibilité se trouvait quelquefois émoussée à un tel point que, dans les plus grandes opérations, les malades n'étaient affectés de douleur, et ne donnaient des marques de sensibilité, qu'en raison de leur état de force ou de faiblesse ; mais qu'elle n'était jamais assez émoussée, pour qu'il en résultât cette insensibilité parfaite, et qu'il fallait pour qu'elle ait lieu, le concours d'une autre cause qui, dans l'amputation, se trouve dépendre de l'action du tourniquet.

J'ai donc observé que la force avec laquelle on serrait le tourniquet, pour se rendre maître du sang, quoiqu'agissant assez puissamment sur les artères pour les oblitérer, ne comprimait pas assez les nerfs qui fournissent le principe vital, d'où émane la sensibilité, propre à intercepter ce principe, pour rendre insensible, et que les malades éprouvaient toujours pendant l'opération un sentiment de douleur relatif à la force du tempérament qu'ils n'étaient pas les maîtres de cacher.

Ces remarques m'ont appris que les deux causes séparées pouvaient bien émousser la sensibilité jusqu'à en certain point ; mais qu'il fallait leur réunion pour qu'il arrivât insensibilité parfaite ; que cette insensibilité ne pouvait se rencontrer que dans les amputations des extrémités, parce qu'il n'y a encore que ce cas bien connu, où toutes les circonstances peuvent se réunir pour l'opérer. Je vais appuyer ces remarques par des observations qui en prouveront mieux la réalité, que les meilleurs raisonnemens.

C'est depuis plus de trente ans une vérité reconnue en chirurgie, que les malades à qui on fait de grandes opérations sont susceptibles de n'éprouver d'accidens qu'à proportion de l'état de forces ou de faiblesses dans lequel ils se trouvent au moment de l'opération.

M. *Sabatier* est le premier, que je sache, qui en ait parlé ; il a appuyé cette remarque de huit à dix observations d'amputations qui ont été faites aux Invalides, par lui ou par moi, à des soldats qui étant affaiblis par la maladie, nécessitant l'opération, n'ont éprouvé aucun accident ; il en cite qui n'ont pas eu le plus petit accès de fièvre, tandis que nous en avons opéré d'autres jouissant de toute la force du tempérament, à qui il est survenu des accidens graves, tels que grande agitation, fièvre considérable, engorgement inflammatoire du moignon, des dépôts dont on ne pouvait arrêter le cours qu'à force de saignées, et par la diète la plus sévère. J'en ai même vu périr du *tétanos*.

Dans ces cas il m'a semblé voir que les hommes avaient donnés des marques plus ou moins grandes de sensibilité; j'ai cru même en voir qui n'en avaient donnés aucune. Ces remarques ne firent pas assez d'impression sur moi, pour que je m'en occupasse; mais trois opérations faites aux Invalides, dans la même semaine, ont entièrement fixé mes regards. Deux furent faites au même instant, l'une était une amputation de la jambe à un Invalide épuisé par une abondante suppuration qui sortait de plusieurs trous fistuleux, entretenus par une carie considérable de la partie moyenne inférieure du tibia; l'autre était une amputation du gros orteil à un soldat doué d'une forte constitution, jouissant d'une bonne santé et n'ayant d'autre indisposition que celle d'être beaucoup gêné dans la marche, et de manière à nécessiter cette opération. L'amputé de la jambe ne dit mot, ne donna aucun signe sensible qu'il ressentît de la douleur, et l'autre fit des cris à jetter l'alarme dans toutes les salles. Je demandai au premier pourquoi il avait été si tranquille; il me répondit qu'il n'avait pas éprouvé d'assez grandes douleurs pour se plaindre ; l'autre, au contraire, me dit qu'il avait ressenti des douleurs affreuses.

Quelques jours après nous fûmes forcés de faire presque sur le champ, l'amputation de la cuisse à un ouvrier à qui il était tombé sur la jambe un morceau de bois qui l'avait fracassée. Le désordre était si grand, que nous crûmes urgent de ne point temporiser : malgré que le tourniquet fût assez serré pour oblitérer les artères et empêcher la sortie du sang, cela n'empêcha pas le blessé de se plaindre beaucoup pendant l'opération ; son visage exprimait toute la force de la douleur qu'il ressentait.

Dès ce moment je me suis promis de ne point perdre de vue cet objet, et d'en suivre les effets jusqu'aux moindres circonstances.

Une amputation de la mamelle que j'ai faite à une femme qui était dans le marasme, et attaquée d'une fièvre lente qui la minait, m'a encore fait voir que cet état émoussait la sensibilité. J'ai bien observé ; elle n'a donné aucune marque qu'elle ressentît une douleur proportionnée à la grandeur de la plaie que je lui faisais.

Enfin j'ai vu cette vérité bien autrement confirmée dans une autre amputation de la mamelle, qui fut faite à une femme qui était si épuisée, si affaiblie, qu'il fallut l'aider pour aller de son lit se mettre sur la chaise où on devait l'opérer. M. *Sabatier* lui emporta toute une mamelle; son volume nécessita une plaie d'une grande étendue; je fus étonné du calme qu'elle conserva pendant tout le temps que dura l'opération; je ne cessai d'avoir les yeux fixés sur elle, et je puis assurer qu'elle n'a pas même froncé le sourcil; quelques jours après je lui demandai si elle n'avait pas cherché à cacher ses douleurs, elle me répondit qu'elle n'en avait éprouvé que de très-supportables, et qu'elle s'attendait à en ressentir de bien plus grandes.

Il y a à peu près deux ans, j'ai assisté à une opération de la taille qui fut faite par le neveu du frère Cosme à un ecclésiastique de mon quartier; il était dans le plus grand épuisement, qui avait été causé et par la nature de la maladie, et parce qu'il avait pris beaucoup trop de lithontriptiques. Les liens dont on s'était servi pour le contenir se cassèrent pendant qu'on l'opérait. Il ne voulut pas qu'on perdit de temps pour le fixer de nouveau; il promit qu'il ne bougerait pas; il supporta au moins huit à dix introductions de ténettes de différentes formes et grandeurs, avec lesquelles on fit des recherches pour trouver, charger et extraire cinq grosses pierres. Pendant ces pénibles momens, il resta dans la même situation ; il y tint aussi ferme que si on l'y eût cloué : je ne vis pendant tout ce temps rien dans sa figure qui exprimât les effets de la douleur. L'opération finie, il dit qu'il se serait attendu à en éprouver de bien plus grandes : il ne tarda pas à reprendre des forces. Deux mois et demi ou trois mois après, il survint au lieu de l'incision un abcès qui lui fit grande douleur dans sa formation ; à son ouverture il se plaignit beaucoup, et me dit que je lui faisais mille fois plus de mal qu'il n'en avait ressenti pendant la grande opération.

L'année dernière je fis à l'hôpital *Cochin* une amputation de la cuisse pour une gangrène de la jambe, survenue à une fracture des deux os, compliquée d'éclats et d'une plaie considérable. Quand le malade eut cette jambe maltraitée, il était atteint d'un catharre qui s'aggrava et le mit à deux doigts de la mort ; dans sa convalescence, au moment où je me disposais à lui faire l'amputation, il se donna une indigestion qui devint cause d'un dévoiement que rien ne put arrêter ; son corps allait la nuit et le jour comme une fontaine, ce qui le réduisit bientôt dans un si grand marasme, que je n'aurais jamais osé l'opérer, sans une grande hémorragie qui m'y força ; car l'amputation était l'unique moyen qui pût empêcher de le voir mourir de cet accident. Le patient ne donna aucune marque qu'il souffrît, pendant le temps qui fut employé à couper les parties molles et à faire deux ligatures d'artères. Il ne s'aperçut qu'on lui coupait la cuisse que par le bruit que faisait la scie sur l'os, jointe à la secousse qu'il en éprouva. Il fut réveillé de cet état de calme et de tranquillité dont il jouissait, pour me dire d'un ton de mécontentement : *Quoi ! vous me coupez la cuisse sans m'en avoir prévenu ? j'entends bien le bruit que fait votre scie sur mes os.*

Cette opération que je redoutais tant à faire à cause de l'affaissement où l'avait réduit le dévoiement qui continuait à être de plus en plus considérable, et qui l'avait fait aller au moins douze fois dans la matinée qu'il fut opéré, n'a été accompagnée ni suivie d'aucun accident : au contraire, elle a produit un effet bien salutaire, auquel je ne pouvais m'attendre ; elle est devenue un spécifique souverain contre le dévoiement qu'elle a arrêté sur le champ, car, à compter de ce moment, l'opéré a été six jours sans aller à la garde-robe. Ses forces ne tardèrent pas à revenir, et à mesure il montrait plus de sensibilité dans les pansemens. Je n'ai pas vu d'homme qui ait tant que lui redouté les applications du nitrate d'argent fondu, mieux connu sous le nom de pierre infernale.

La sensibilité revient à tous ces malades avec leur force ; l'application du nitrate d'argent fondu dont on est forcé de se servir pour réprimer les chairs et hâter la cicatrisation des plaies, fait sur eux une si vive impression qu'ils ne peuvent se défendre de montrer la crainte qu'ils en ont ; ils redoutent le moment de son application, et tremblent quand ils la voient en nos mains.

Sans entrer dans de longs raisonnemens, et sans employer d'hypothèses, il me semble que l'on peut se rendre raison de la manière dont s'opère cette insensibilité. Lorsque le marasme s'empare d'une personne, ses forces se perdent à proportion que cette maladie fait des progrès ; pour lors toutes les fonctions deviennent languissantes ; l'action du cerveau, celle du système nerveux, d'où dépend la sensibilité, s'affaiblissent. Ces différens organes ayant perdu de leur activité, la sécrétion du principe vital est moindre, et ses couloirs affaiblis ne peuvent le transmettre qu'avec peine à toutes les parties du corps. De là doivent naître cette prostration de forces, cette grande faiblesse, cette apathie, cette indifférence, cette insensibilité physique et morale, qui caractérisent si bien le dernier période de cette maladie, incurable, quand elle vient de cause interne, inaccessible à la main du chirurgien ; mais que l'on peut encore espérer de guérir, quand elle est entretenue par un vice local, auquel la chirurgie peut atteindre et qu'elle peut détruire par l'amputation. C'est ici le cas d'appliquer cet axiome : *Anima varias corporis modificationes sequitur,* ou *quando corpus ægrotat, mens ægrotat.*

Si l'on ajoute à ces causes la compression du tourniquet qui ne peut arrêter le cours du sang sans agir en même temps sur les nerfs affaiblis, anéantir le peu d'action qui leur reste, et par-là intercepter le cours du principe vital ; n'est-il pas sûr que c'est à ces deux causes réunies que l'on doit attribuer cette insensibilité ? Elle ne peut en avoir d'autres.

Maintenant si on se rappelle l'état de marasme, d'épuisement dans lequel était réduit le malade du citoyen *Pardiac,* qui le faisait tant craindre pour les suites de l'opération, qu'il ne l'a faite qu'après s'être étayé du passage de *Galien : Melius est œgros juvare cum periculo, quam nullo prorsus remedio sinere mori.* Et si on compare cet état à celui où étaient réduits tous les opérés dont je viens de faire mention, on verra qu'il y a parité pour l'épuisement et parité pour l'insensibilité ; d'où l'on pourra hardiment conclure que l'insensibilité dont parle le Cit. *Pardiac* ne présente point de phéno-mène qui tienne du *prodige*, ni du *merveilleux.*

FIN.